8º T 72
89 e

Dr G. ANCIAN

ANCIEN INTERNE DES HOPITAUX,
LAURÉAT DE LA FACULTÉ,
MEMBRE DE LA SOCIÉTÉ ANATOMO-CLINIQUE.

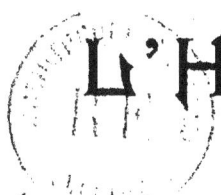

DE

L'HÉMOSTASE

des Fosses nasales

et du Naso-Pharynx

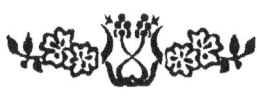

TOULOUSE

CH. DIRION, LIBRAIRE-ÉDITEUR

50, RUE SAINT-ROME, 50

—

1904

Dr G. ANCIAN

DE

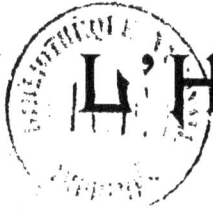

L'HÉMOSTASE

des Fosses nasales

et du Naso-Pharynx

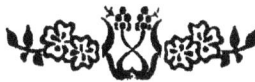

TOULOUSE

CH. DIRION, LIBRAIRE-ÉDITEUR

50, RUE SAINT-ROME, 50

1904

A MA MÈRE — A MON PÈRE

——— ———

A MON ONCLE BERNARD NOGARO

COMMANDANT DU GÉNIE

INTRODUCTION

Le traitement de l'épistaxis est un traitement
avant tout local, a dit Lermoyez, et, de fait, depuis
les doutes émis par Jaccoud sur les hémorrhagies
en masse de la muqueuse nasale, l'opinion médicale n'a fait que s'affirmer chaque jour davan-
tage en ce sens.

On ne conçoit plus en effet maintenant comment
et par quel privilège la pituitaire pourrait ainsi
laisser échapper en masse, et par toute sa surface,
les globules sanguins, au point d'en imposer
pour une hémorrhagie.

Partant de ce principe de la localisation de
l'épistaxis, on voit immédiatement l'analogie
avec l'hémorrhagie chirurgicale, et l'on serait
tenté de ne faire qu'un seul et même chapitre pour

l'hémostase médicale et pour l'hémostase chirurgicale.

Malgré tout, des différences subsistent qui tiennent à la nature de la plaie et aussi à ce fait que, le chirurgien étant maître de son bistouri, l'hémorrhagie se trouvera ainsi un peu soumise à sa volonté. Il est, en effet, en son pouvoir de la modérer, soit par des mesures préventives, soit par son procédé opératoire, et ce sont toutes ces raisons qui nous feront diviser la question.

Convaincu, d'autre part, que la distribution artérielle et veineuse peut avoir son importance en cette matière, nous présenterons, au début, quelques considérations anatomiques sur la circulation des fosses nasales.

Enfin, sentant combien la question des hémorrhagies du naso-pharynx est liée à celles du nez, nous lui consacrerons quelques mots.

Quant à l'opportunité de l'intervention en cas d'épistaxis, nous en laisserons la discussion aux théoriciens et, supposant ces derniers d'accord sur le rôle salutaire de certaines d'entre elles, véritables soupapes de sûreté au même titre que le flux hémorrhoïdaire, nous envisagerons uniquement le côté pratique : épargner le sang de nos malades.

CHAPITRE PREMIER

———

Notes sur la circulation des fosses nasales.

L'usage veut que l'on décrive à la pituitaire une
circulation des cornets et une circulation de la
cloison et, pour cette dernière, chacun sait qu'il y
a une artère centrale dont la fin, s'anastomosant,
à travers le canal palatin, avec l'artère palatine
supérieure, constitue l'*artère de l'épistaxis,* selon
le baptême de Lermoyez.

Nous conserverons à cette description l'autorité
de son adoption classique, car, malheureusement
pour nous, les salles d'anatomie se trouvant dans
une pénurie extrême, nos recherches ont porté
sur trop peu de sujets pour que nous puissions
avoir sur la question des idées personnelles bien
établies, et nous nous contenterons d'apporter ici

les quelques remarques que nous avons pu faire.

Sur les conseils de notre obligeant ami Florence, Prosecteur à la Faculté, nos injections artérielles ont été faites à la cire carminée et, nous basant sur ce fait que la muqueuse nasale se décolle assez facilement de la charpente ostéo-cartilagineuse, nous avons pu l'enlever en entier, sans déchirure, après l'avoir incisée à sa périphérie. Examinant alors nos pièces par transparence, nous avons, grâce au carmin, aperçu nettement, d'une façon exquise, toutes les fines ramifications artérielles, et voici le résultat de nos observations :

Les vaisseaux, au moins les plus volumineux, occupent la face profonde de la muqueuse, accolés au plan osseux et protégés ainsi par toute l'épaisseur de la pituitaire, protection bien faible, il est vrai, quand on songe à sa friabilité.

Comme distribution, nous serons bref sur les cornets, vascularisation faible en fait d'artères ; une seule petite parcourt d'arrière en avant, et sur la partie centrale, le cornet inférieur, la seule, d'autre part, qui soit tracée dans l'atlas de Bonami.

Quant à celle de la cloison, nous voulons bien admettre que ce soit le hasard qui en soit cause, mais nous n'avons pas trouvé le type classique parfait.

La branche interne de la sphéno-palatine, sitôt arrivée à la cloison, se divise en deux branches ; il nous est même arrivé de ne pouvoir consta-

ter cette bifurcation, qui avait dû se faire plus
haut, car, à l'extrême limite de la cloison, à
l'union du vomer avec la sphénoïde, la division
existait déjà.

De ces deux artères, de volume variable, l'une
est supérieure, l'autre inférieure.

La supérieure, en général plus grêle, va s'anas-
tomoser avec les ethmoïdales antérieure et postérieure.

L'inférieure est plus volumineuse ; c'est à elle
que revient le nom « d'artère centrale » de la
cloison, quoiqu'elle ne le soit pas; c'est encore elle
que MM. Lubet-Barbon et Sarremone appellent
« l'artère ascendante », ne tenant compte, sans
doute, que de leur vue rhinoscopique.

Elle gagne le canal palatin en décrivant une
courbe à flèche antéro-supérieure, se rappro-
chant ainsi de la base de la cloison.

Chemin faisant, elle envoie de petites branches
qui, se mêlant à celles que la supérieure émet,
constituent entre elles deux un plexus délicat
et fort riche.

Elle se termine enfin par une anastomose avec
la palatine supérieure, anastomose qui serait le
point hémorrhagipare essentiel de l'épistaxis.

Nous terminerons ces modestes considérations
en décrivant un cas heureux et intéressant que
nous tenons à faire remarquer particulièrement,
en raison de quelques observations que nous
communiqua notre Maître M. Escat.

Il s'agit d'une cloison où il existait sur le vomer une crête osseuse marquée. Cette crête, congénitale selon toute probabilité, était allongée dans le sens de l'os, mais surtout accentuée à sa partie inférieure.

L'artère la contournait, gagnait le plancher de la fosse nasale et se fusionnait à la palatine après un trajet de 3 centimètres et demi parcouru dans l'angle dièdre formé par la cloison et l'apophyse palatine.

Cette artère était, en outre, très sinueuse et dilatée, donnant en petit, à la vue, l'impression d'une temporale de vieillard ; de l'autre côté, au contraire, cette branche était de volume égal à la supérieure et nous avons cru pouvoir en conclure que les phénomènes d'irritation que n'avait pas manqué de provoquer cet éperon, du côté où il se trouvait, avait ainsi amené de l'artérite.

Quand, d'autre part, nous aurons dit que les sinus veineux de la pituitaire, les corps caverneux, comme on s'est plu à les appeler, à tort d'ailleurs, sont surtout développés au niveau du cornet inférieur et de la portion inférieure de la cloison, nous aurons signalé les régions les plus susceptibles de donner lieu à une hémorrhagie (en dehors des productions pathologiques, bien entendu), et c'est là la seule raison qui nous a poussé à étudier la circulation.

CHAPITRE II

Moyens d'Hémostase.

« Agissez par suggestion, en attirant l'attention de votre malade par une manœuvre banale. De votre petit doigt, chatouillez-lui le tuyau de l'oreille... et le sang cessera de couler », telle est, aux mots près, la façon de faire que recommandait Schuster à la Société belge de Laryngologie dans la séance du 15 juin 1895.

A coup sûr, cette méthode dut avoir son succès... auprès de l'auditoire, ironie mordante, sans aucun doute, pour les tendances hystériques de notre siècle. Et, en admettant même que l'auteur ait voulu dire par là que fort nombreuses sont les hémorrhagies nasales qui cessent d'elles-mêmes, il n'en reste pas moins un certain nombre aux-

quelles des moyens tout autres que celui-là doivent
être opposés, et ce sont eux que nous allons décrire.

Nous pourrions créer une classe à part, bien
à part, pour toutes les méthodes qui s'adressent
tantôt à la circulation générale, comme les injections d'ergotine ou de sérum gélatiné..., etc., tantôt à une région toute autre que l'intéressée, comme
des ventouses sèches ou scarifiées, voire même
la ligature des membres; mais nous croyons qu'il
sera toujours prudent de ne pas trop compter sur
des secours aussi... capricieux et, puisqu'ici nous
aurons à notre disposition un traitement local,
c'est à lui seul que nous nous adresserons, nous
réservant d'essayer les autres quand nous serons
en présence d'une hémorrhagie dont nous igno-
rerons jusqu'à la provenance exacte, comme en
cas d'hématuries par exemple.

Les moyens locaux sont d'ailleurs assez nombreux pour que nous puissions nous passer des
autres, et nous les diviserons en trois catégories :

1° Injections ;

2° Cautérisations ;

3° Tamponnements.

1° INJECTION. — Nous comprendrons le mot dans
son sens le plus large, qu'il s'agisse d'une irriga-
tion abondante ou d'un bain local par l'introduc-
tion dans les cavités nasales d'une plus ou moins
grande quantité de liquide.

Ces injections peuvent agir de deux façons : par leurs propriétés physiques, par leurs propriétés chimiques.

Parmi les premières, une seule nous est bien connue dans ses effets : la température. Elle aura évidemment son importance dans toute injection, mais nous ne l'envisagerons ici que dans le cas où l'on comptera exclusivement sur elle.

On sait depuis longtemps déjà que l'eau chaude est un hémostatique excellent et les gynécologues se garderaient, dans les métrorrhagies, d'oublier un procédé aussi simple et aussi actif, et cependant nous devons constater que son emploi est loin d'être bien courant dans les hémorrhagies nasales. Cette injection doit être donnée sous forme de douche, avec un bock ou un vide-bouteille, et sous une faible pression.

La température doit atteindre un minimum de 45° et ne pas dépasser autant que possible 48°, températures qui sont en général assez bien supportées.

Quant aux injections à base chimique, elles sont assez nombreuses, astringentes ou coagulantes.

Il en est une à qui nous devons la primeur en cette nomenclature, c'est celle de perchlorure de fer, et nous la lui donnons parce qu'aux yeux du peuple, comme aux yeux de quelques médecins, il n'est pas de plus puissant hémostatique, et, en fait, elle arrête assez facilement les hémorrhagies capillaires ; mais, ce que l'on ne sait pas assez, quoique depuis longtemps déjà on l'ait dit et redit, ce sont les inconvénients déplorables d'une action qui est purement illusoire, puisqu'après un arrêt momentané l'hémorrhagie récidive souvent par destruction des tissus.

Le perchlorure de fer produit, en effet, la coagulation des substances albuminoïdes et même la mortification des cellules touchées. De là ses ravages dans toute l'étendue de son application, et l'on comprend que de nombreux auteurs se soient récriés contre son usage.

Si nous n'avons pas craint de revenir sur une question depuis longtemps jugée, c'est que nous savons que quelques médecins encore agissent comme s'ils l'ignoraient, tant est grande la force d'une vieille coutume....., même en thérapeutique.

D'autres auteurs, allemands, laissant comme à regret ce vieux tuteur de leurs interventions, ont cherché à conjurer sa perte en supprimant, disent-ils, ses effets caustiques, et de là est née la ferripyrine, combinaison de perchlorure et d'antipyrine, et la ferrostyptine, dont la constitution semble assez peu précise ; mais leurs avantages réels sont encore à démontrer, et nous croyons que, jusqu'à nouvel ordre, nous devons nous abstenir de les appliquer sur une muqueuse aussi sensible que la pituitaire.

La gélatine, lancée par P. Carnot dans les hémorrhagies des cavités muqueuses, a été utilisée à la dose de 5 à 10 grammes pour un litre de sérum artificiel ; son maximum d'action se produirait à la température de 37° et, tout en jouissant d'un pouvoir hémostatique considérable, grâce à ses propriétés coagulantes, elle n'aurait pas du tout, comme les autres hémostatiques, d'action irritante sur les cellules. Quoique ne nous occupant pas ici de son action en injection sous-cutanée, nous signalons cependant la possibilité du tétanos, qui a été constaté dans ce dernier mode d'usage, nous demandant s'il n'y aurait peut-être pas lieu de craindre le même danger à la suite d'une douche nasale. A cause de ce fait, à cause aussi de la valeur de la gélatine comme milieu de culture, une recommandation reste très importante : c'est de ne se servir jamais que de solution très récemment et parfaitement stérilisée.

L'eau oxygénée a été préconisée par Van Eckhante d'une façon systématique dans toutes les hémorrhagies nasales, et son emploi serait d'autant plus recommandable qu'elle possède deux qualités fort appréciables : hémostatique et antiseptique.

Mais il ne faut pas oublier que son action se borne à peu près uniquement sur les microbes anaérobies, les microbes de la suppuration n'étant pas en général, sauf peut-être le streptocoque, gênés par son contact (Arnozan).

D'après Van Eckhante, l'eau oxygénée ne serait nullement toxique et, n'ayant pas d'inconvénients sérieux, pourrait être employée impunément chez tous les sujets à la dose de 6 à 10 volumes.

Notons cependant que, seule, la solution neutre doit être utilisée, les solutions acides étant fort irritantes, et c'est là précisément l'écueil des solutions du commerce.

Quant au danger des embolies gazeuses, nous sommes à nous demander s'il peut exister, surtout pour une cavité aussi largement ouverte que le nez.

Citons enfin les solutions concentrées d'antipyrine et l'eau de Pagliari, qui ont eu également des succès.

Laissant de côté l'adrénaline, sur laquelle nous reviendrons plus loin, à propos de l'hémostase pré-opératoire, nous terminerons cette classe en disant quelques mots de deux produits nouveaux : la stypticine et la tradescantia erecta.

Nous ne donnerons ici que l'opinion des propagateurs, laissant à chacun le droit de contrôle qu'il ne nous a même pas été possible d'exercer.

La stypticine ($C^{11} H^{14} NO^4 Cl$) serait, d'après Nédorodow, un sédatif en même temps qu'un hémostatique général et local. Elle agirait sur la circulation générale en ralentissant le courant sanguin, par suite d'une modification de la respiration (Falk). L'action hémostatique locale n'a pas été encore suffisamment éclaircie ; mais, selon J. Munck, qui, le premier, lança la stypticine en solution à 10 %, contre les hémorrhagies nasales, traumatiques et pathologiques, ce produit donnerait « des effets merveilleux ».

Jamais, même à la suite d'injection intra-musculaire, on n'aurait observé le moindre accident.

Quant à la tradescantia erecta, c'est tout simplement « l'éphémère des jardiniers », servant surtout, au Mexique, dans les combats de coqs. M. Simonin, de Limoges, l'aurait employée avec succès contre les épistaxis en décoction à 20 %. Les applications directes de plante fraîche donneraient aussi de bons résultats...

Telle est, à peu près, la liste des produits susceptibles de contribuer à l'hémostase locale en agissant directement sur le point saignant ; et, si quelques-uns sont oubliés, nous ne le regretterons pas, convaincu qu'il nous en reste assez pour arriver au but.

2° CAUTÉRISATION. — Tandis que l'injection arrête l'hémorrhagie en favorisant la formation du caillot, soit en diminuant la lumière du vaisseau saignant, soit en augmentant le pouvoir coagulant du sang, la cautérisation bouche l'orifice de sortie au moyen d'une eschare. Les agents de cautérisation pourront, eux aussi, se diviser en chimiques et en physiques. Il y a, par exemple, ici une différence très accentuée établie sur le degré de puissance, les derniers étant beaucoup plus actifs et, partant, plus difficiles à manier. Parmi

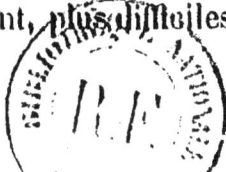

2

les caustiques chimiques, le plus connu est le nitrate d'argent.

Plutôt catharrétique que caustique, son action se borne aux parties toutes superficielles, et c'est pour avoir son maximum de puissance que l'on ne s'adressera pas à la solution ; c'est sous sa forme solide qu'on l'utilisera. Pour plus de commodité, on ne se sert point de crayon, et l'on en fait fondre à la chaleur, à l'extrémité d'un stylet plat, une petite gouttelette qui pourra facilement fouiller les coins des fosses nasales.

L'acide chromique, le meilleur des caustiques, au dire de Lubet-Barbon et Sarremone et de beaucoup d'autres praticiens, s'utilise de la même façon ; une recommandation est nécessaire au sujet de la formation de la perle : c'est qu'il ne faut pas trop chauffer pour ne pas obtenir la transformation chimique, qui n'aboutirait plus du tout au même résultat.

L'acide chromique agirait d'une façon plus intense que le nitrate d'argent et donnerait une eschare plus adhérente.

Mais son application serait plus douloureuse, et Lubet-Barbon commence toujours par anesthésier la muqueuse à la cocaïne avant de la toucher.

Son contact avec une surface humide produit une sorte de fonte qui fait que l'acide chromique va continuer son action sur des régions autres, qui doivent être respectées. De là l'utilité d'éponger ensuite pour empêcher son expansion.

Enfin, certains malades éprouvent une gêne
considérable du fait de l'odeur fadasse qu'il ré-
pand, et nous avons même constaté des vomissements qui ne laissent pas de doute sur leur origine.

Nous terminerons l'étude des caustiques chimiques en citant l'acide trichloracétique, dont l'action est plus superficielle que celle de l'acide
chromique et qui aurait donné de bons résultats,
cependant, entre les mains du Docteur H. Sch-
walbe.

Passons maintenant aux caustiques physiques,
dont l'élément essentiel est le galvano-cautère.

Mais auparavant disons, en passant, un mot
sur l'atmo-cautère.

C'est tout simplement un appareil qui sert à
envoyer un jet de vapeur.

Le Professeur Berthold, de Berlin, en a fait sa
méthode et, malgré l'anesthésie de la muqueuse à
la cocaïne, puis au chloroforme, il en résulte de
vives souffrances. De vives brûlures des régions
voisines et même quelques otites en sont quelquefois les conséquences. C'est payer bien cher une
hémorrhagie qui a tant d'autres moyens moins
dangereux pour lutter contre elle.

Le galvano-cautère est moins brutal et plus
précis ; son action est aussi légère, aussi intense
qu'on le veut et ce serait, très certainement, l'hémostatique rêvé si sa manœuvre ne demandait
pas une certaine habileté poussée jusqu'à la déli-

catesse. Le but est d'obtenir une eschare adhérente, et il ne faut pas avoir souvent manié un
galvano pour s'être aperçu que l'eschare reste
facilement collée au galvano lui-même ; cela tient
à ce que l'on a chauffé à blanc. Si l'on veut, au
contraire, une eschare solide et durable, il faut
chauffer au rouge sombre et attendre que le galvano se détache de lui-même.

Comme, d'autre part, son application est douloureuse, il faudra toujours commencer par insen-
sibiliser sa région à la cocaïne, qui aura d'ailleurs
pour effet, en diminuant l'hémorrhagie par vaso-
constriction, de mieux montrer le point à toucher.

3° TAMPONNEMENT. — Un tampon est toujours
un corps étranger des fosses nasales et, à ce titre,
l'idéal serait évidemment de n'en jamais user ;
mais ici, comme dans beaucoup de questions médicales, les principes théoriques sont de beaux
rêves, et force nous sera souvent de recourir au
tamponnement.

En raison de ces faits, nous nous efforcerons
toujours de nous passer de ses vertus et si, malgré
nous, nous sommes obligé de le pratiquer, nous
essaierons de conjurer ses inconvénients en abré-
geant son séjour ; nous le laisserons en place le
moins possible, quatre à cinq heures quelquefois,
et vingt-quatre heures au plus.

Ce que nous disons là est applicable à tous les
cas en général ; mais l'indication est surtout ab-

solue pour les fosses nasales où il existe déjà une suppuration, si légère soit-elle.

Ceci dit, passons au tamponnement.

De quoi allons-nous donc nous servir pour le faire? De gaze? Elle a eu et a encore quelques adversaires : les uns lui reprochent de devenir facilement adhérente et de provoquer ainsi, au moment où on la décolle, des hémorrhagies nouvelles qui obligent à tout recommencer.

D'autres, avec Cobb (de Lyon), ont renoncé à son emploi parce qu'elle s'insinue dans les petites anfractuosités, dont il n'est pas toujours facile de la tirer, et c'est pour tout cela qu'ils lui préfèrent l'ouate.

Nous ne comprenons pas très bien comment l'ouate, qui est aussi malléable que la gaze, pourrait ne pas s'insinuer aussi bien que cette dernière dans les petites anfractuosités, et quel chirurgien se risquera encore à panser une plaie avec du coton hydrophile directement appliqué, sans s'attendre, au pansement suivant, à être obligé de tirer pour le détacher, et encore en laissant une plaie toute hérissée de poils?

En somme, pour nous, ouate et gaze restent à peu près deux équivalents ; mais cependant, si nous étions obligé de marquer notre préférence, ce serait probablement à la gaze que nous la donnerions

Certains auteurs tranchent mieux la question : ils ne veulent ni l'une ni l'autre.

Pour Huon, de Liège, rien ne vaut le ballon de baudruche gonflé d'air ; mais hâtons-nous de dire que, sans condamner sa méthode, nous la trouvons un peu trop spéciale, ne pouvant s'adapter à tous les cas ; nous aurons d'ailleurs l'occasion d'y revenir.

Le procédé de Struycken n'est qu'une modification de ce dernier et appelle la même critique. Le ballon de baudruche est remplacé par un condom qui, une fois en place, est bourré de gaze.

Enfin, nous ferons renaître une vieille matière à pansement, le lint, qui pourrait peut-être rendre quelques services chez les sujets très nerveux.

Nous avons remarqué, en effet, que dans les pansements de chirurgie générale, ce produit, qui n'est ni gaze ni coton et qui tient des deux à la fois, est très doux pour les plaies. Peut-être aurait-il certains avantages en rhinologie ; notre expérience ne nous permet pas de le dire.

Peut-être serait-il aussi un terme conciliateur entre les adversaires réciproques de l'ouate et de la gaze.

Dans tous les cas, de quelque matière que soit le tampon, il est, dans la façon de le placer, une règle dont on ne doit presque jamais se départir : c'est de ne pas trop le serrer, sous peine de voir éclater des phénomènes d'intolérance marqués (gêne intra-nasale, migraine, vomissements...).

Il ne faut pas d'ailleurs s'exagérer la nécessité d'une forte compression, car les artères qui donnent, lorsque ce sont elles qui sont en cause, sont de trop faible volume pour avoir une forte tension.

Dans aucun cas, pour cette raison, nous ne tamponnerons pas avec « l'éponge de Bernay », formée de coton comprimé, qui, en se dilatant, assure une forte compression tout en jouissant d'un pouvoir absorbant considérable.

Nous n'en aurions pas terminé avec le tamponnement en général si nous nous arrêtions là ; c'est qu'en effet les praticiens, plutôt théoriciens en cela, demandent au tampon plus que son rôle mécanique de compression, et, voulant faire d'une pierre deux coups, l'imbibent de liquides hémostatiques ou antiseptiques.

Nous ne ferons que signaler le procédé de Béco, de Liége, qui mouillait son tampon de perchlorure de fer, et sa seule excuse est dans ce fait qu'il agissait ainsi en 1895.

Nous ne condamnerons pas ceux qui se servent d'eau oxygénée ou d'antipyrine et de tout autre corps que nous avons signalé au début parmi les injections. Nous nous demanderons, simplement, si ce n'est pas compliquer inutilement les choses, convaincu que nous sommes qu'un tamponnement bien fait est suffisant, par lui-même, pour arrêter l'hémorrhagie.

Quant à l'espoir de faire œuvre utile en imprégnant ses tampons d'un antiseptique, nous nous demandons s'il correspond à quelque réalité ; le

lieu n'est pas ici de discuter l'antisepsie en général, ce gros facteur qui cède de plus en plus le
pas à l'asepsie, et, sans vouloir toucher à la vé-
nération dont on entoure encore l'eau oxygénée
(il est vrai de dire qu'elle est encore nouvelle dans
la mode thérapeutique), nous ne pouvons passer
sous le même silence l'usage débordant de la
gaze iodoformée. Il n'y a qu'à ouvrir un traité ou
une revue de rhinologie pour voir recommander,
partout et toujours, la gaze iodoformée, et fortement iodoformée.

En vérité, c'est surprenant, quand on songe à
cette vieille fortune de l'iodoforme si cruellement
atteinte actuellement en chirurgie, et l'on serait
peut-être tenté de croire que sa vogue fut uniquement due à son odeur si pénétrante ; c'est peut-
être aussi pour la même raison que, rebuté pour
tout, il veuille avoir les derniers spasmes de son
succès croulant, dans le nez, qui seul ne saurait
l'oublier.

Son rôle antiseptique n'est en effet rien moins
que démontré ; on a construit des hypothèses pour
arriver à une supposition, celle du dégagement
d'iode, mais ce qui, en revanche, n'est point con-
testé, c'est son influence irritante sur notre peau,
qui lui doit tant de dermites.

Pourquoi donc vouloir encore s'acharner après
lui et pourquoi ne pas se servir tout simplement de
gaze ou de coton stérilisé ?

Nous terminerons donc en disant que, pour nous,

un bon tampon, s'il en existe, est un tampon aseptique, pas trop serré, et demeurant en place le
moins possible.

Dans la façon de pratiquer le tamponnement
en général, il est un fait qui peut avoir son importance chez les gens susceptibles : c'est d'en-
duire son tampon d'une petite couche de vaseline
qui facilitera sa pénétration.

On peut même se servir d'une vaseline anesthésique, contenant un peu de menthol, par
exemple.

DES DIFFÉRENTS TAMPONNEMENTS

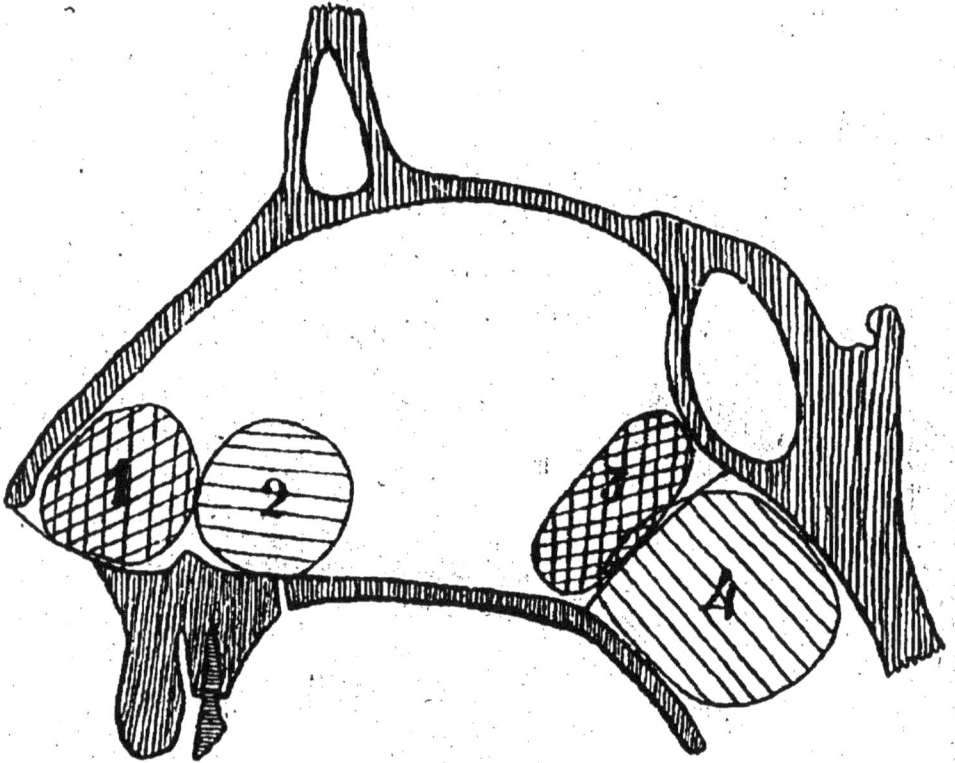

Il paraît, à priori, difficile de fixer à l'avance un
certain nombre de tamponnements, classiques, en
quelque sorte, puisque tous les points de la muqueuse nasale peuvent saigner sous les causes
les plus variables ; mais, malgré tout, l'hémorrhagie nasale reste soumise à des règles géné-
rales, et ce sont elles qui ont engendré les procédés types qui correspondent aux diverses indications. Nous pourrons voir en effet, au chapitre

clinique, qu'ils peuvent se justifier et qu'ils peuvent se diviser en : 1° antérieurs ; 2° antéro-pos-
térieurs ; 3° postérieurs.

Tamponnement antérieur. — Le tamponnement
antérieur, tel qu'il est généralement pratiqué, consiste dans un petit tampon qui oblitère la narine ;
il soulève les parties molles de l'aile du nez, et l'on
comprend fort bien que l'on ait conseillé de le
remplacer, tout simplement, en comprimant avec
le doigt cette même aile du nez contre la cloison,
manœuvre qui doit dater, sans doute, des pre-
miers âges.

Mais, disons-le par anticipation, le point hémorrhagique est en général situé plus en arrière,
en dehors des atteintes d'un tamponnement extra-
nasal, vestibulaire, en quelque sorte, comme l'est
ce dernier. Nous savons, en effet, que l'artère de
l'épistaxis se trouve au niveau du canal palatin,
qu'il existe en avant d'elle une sorte de petite
saillie transversale qui sert de limite à la narine ;
que ce point, placé à demi-centimètre en arrière
du plan frontal, rasant la charpente osseuse nasale,
est en dehors du contact établi par la compression de l'aile du nez.

Aussi, pour nous, un bon tamponnement sera
celui qui se fera plus en arrière, entre la tête du
cornet inférieur et la cloison ; ce sera un véritable
tamponnement intra-nasal, par opposition avec le
précédent, et, dorénavant, dans nos indications

cliniques, ce sera de ce dernier que nous parle-
rons, quand nous dirons tamponnement antérieur,
f. 2, nous réservant le terme de vestibulaire, f. 1,
si nous étions obligé de faire allusion au premier.

Notons cependant, avant de quitter cette question, qu'il n'est pas impossible d'arrêter une hémorrhagie du lieu d'élection avec le tamponnement vestibulaire comme avec la compression du
nez; mais, dans ce cas, ce n'est pas par action di-
recte, mais par l'intermédiaire du caillot, qui se
formera en amont, et nous nous retrouverons ici
en présence des mêmes reproches (à un degré
moindre, cependant) adressés au tamponnement
postérieur, sur lequel nous reviendrons plus loin.

Le tamponnement antéro-postérieur est né de
cette crainte de l'inondation des fosses nasales
par un caillot susceptible d'infection et, en fait, il
paraît rationnel. On peut définir ainsi tout tamponnement placé entre la cloison et le cornet inférieur et occupant une bonne partie de la lon-
gueur de cet espace.

Quoique visant le même but, compression et
comblage de la région, plusieurs procédés existent.

Dans l'un, on prend une mèche de gaze un peu
longue et l'on bourre la cavité, en commençant par
la partie postérieure, tout en introduisant la gaze
par la narine, au moyen d'une pince de Lubet-
Barbon, par exemple. C'est la méthode la plus
simple.

En procédant ainsi, on fait schématiquement un tamponnement par plans frontaux, procédé que Lermoyez proscrit. Nous n'avons d'ailleurs pas trouvé ses raisons et nous nous contenterons de citer son *modus faciendi* :

Il se sert de petites lamelles de gaze, qu'il superpose par étages successifs ; il en place d'abord une sur le plancher des fosses nasales, il la tasse bien et en ajoute ainsi toute une série, jusqu'à ce que tout l'espace compris entre la cloison et le cornet inférieur, un peu plus haut même, soit tout à fait garni ; ce tamponnement doit être suffisamment serré pour ne pas se déplacer.

Il tient aussi à ce qu'il soit total, sans doute pour éviter qu'un coin puisse servir de réceptacle, de cavité close, aux colonies microbiennes, qui ne demandent qu'à pousser.

C'est également pour avoir un tamponnement « total » que Deltanche (de Liège) et Houdeville ont recours à de petits tampons reliés par un fil « en chapelet », « en queue de cerf-volant ».

Dionisio est plus ingénieux et plus complexe. Il prend une sonde en caoutchouc vulcanisé, la tend fortement sur un mandrin et enroule autour d'elle une certaine épaisseur de gaze antiseptique. L'ensemble est poussé dans la fosse nasale, grâce au mandrin, et, quand celui-ci est retiré, tout ce petit appareil, en se plissant, exerce une pression efficace sur les parois.

Enfin, c'est encore pour ce tamponnement antéro-postérieur que le ballon de baudruche et le condom, dont nous parlions plus haut, ont été utilisés. C'est en effet dans ce cas seulement, et dans celui du tamponnement antérieur, qu'ils peuvent être employés.

Comme conclusion, nous pensons que les différents avantages de tous ces procédés, si minutieusement reglés, ont besoin d'être démontrés et, si nous ne tenons pas compte de la satisfaction d'avoir un procédé personnel, c'est encore le plus simple, le premier, qui nous paraîtra le meilleur, à cause de sa simplicité même.

Nous arrivons enfin au tamponnement postérieur, ce vaincu des idées théoriques poussées à leurs dernières limites.

Depuis l'avénement des méthodes rhinoscopiques, ce procédé paraît irrationnel, puisqu'on ne se préoccupe seulement pas du seul point qui soit réellement digne d'intérêt, le point saignant.

Par conséquent, l'hémorrhagie n'est pas arrêtée, puisque la compression manque le plus souvent le lieu d'origine.

Il est donc permis au sang de couler jusqu'à réplétion de tout l'espace compris entre les tampons, en admettant que ces derniers soient hermétiques.

Mais il n'y a pas que les fosses nasales pour servir d'accumulateur à l'épanchement. Ces dernières communiquent avec l'antre d'Highmore, et, dès lors, inondation de cette région; l'infundibulum relie le sinus frontal au méat moyen, il est donc lui aussi menacé par l'envahisseur; le nez sert de déversoir aux larmes, le mouvement ascensionnel du sang vers le sac lacrymal n'a rien d'impossible, et l'on a vu des larmes de sang.

Jusqu'à la caisse du tympan, qui aurait été inondée à la suite du tamponnement antérieur et postérieur.

Si l'on songe à l'excellent milieu de culture que constitue le sang; si l'on n'oublie pas que, physiologiquement, le nez est comme une sorte de filtre de l'air inspiré, on envisage immédiatement l'infection secondaire du caillot comme problable, et le résultat du tamponnement sera la suppuration des sinus, la suppuration des voies lacrymales, la suppuration de l'oreille moyenne. N'est-ce pas là la marche générale des hématomes en chirurgie générale ?

Et alors les auteurs, qui ne comptent plus, eux, les sinusites consécutives à de pareilles manœuvres, vous demandent ce qu'ont droit de dire vos malades, desquels évidemment vous avez pu écarter le danger de l'hémorrhagie, mais chez qui, en revanche, vous avez créé un état qui ne les menace pas moins : l'infection.

Et ce n'est pas encore fini : l'irritation de la trompe peut être le point de départ d'un catarrhe et, comme suite possible : surdité.

Ajoutez à cela la gêne qu'éprouve le malade à ne pouvoir respirer par son nez, et le voilà en butte à l'insomnie, à la migraine, aux vomissements et autres troubles réflexes, qui vont lui faire passer de mauvais quarts d'heure.

Voilà, évidemment, de quoi faire réfléchir un praticien et, malgré la logique... théorique de cette accusation, pouvons-nous condamner ainsi le tamponnement postérieur ? Nous ne le croyons pas.

Evidemment, tous ces reproches sont justifiés par des faits, mais ils s'adressent surtout au tamponnement brutal d'autrefois, et encore nous nous demandons volontiers si c'était là une suite fatale.

Il y a à peine une dizaine d'années, les auteurs, avant tout soucieux de fermer une porte de sortie à l'hémorrhagie, plaçaient dans le naso-pharynx un énorme tampon, ignorant ou se sentant incapables de conjurer les inconvénients de cette méthode.

Fait aussi brutalement, le tampon postérieur, trop gros, oblitérait les deux choanes, abolissant ainsi du même coup toute la respiration nasale et, inconvénient plus grave, directement appliqué contre l'ouverture de la trompe d'Eustache, il la fermait et la traumatisait.

Mais tout cela est évitable si vous faites un tamponnement, non plus purement naso-pharyngien comme ce dernier, f. 4, mais un tamponnement intra-nasal, f. 3.

Prenez un tampon plus petit et introduisez-le tout entier entre la cloison et la paroi externe;

vous serez, certes, un peu gêné par la queue du cornet inférieur, qui obligera le tampon à s'étrangler un peu à sa partie moyenne, et il vous sera difficile d'éviter d'une façon absolue un léger empiètement sur le cavum, mais vous pourrez toujours laisser la choane voisine à peu près libre, ainsi que la trompe, et, du même coup, il ne restera plus à reprocher au tamponnement que l'inondation des sinus; c'est déjà beaucoup évidemment, et ce sera surtout l'inévitable presque, du moins pour le sinus maxillaire ; mais l'infection n'est pas fatale, et puis il est des circonstances dans lesquelles on n'a pas le choix ; et nous verrons plus tard que l'on a quelquefois la main forcée pour le tamponnement postérieur.

Dans tous les cas, c'est toujours au second procédé, intra-nasal, que nous aurons recours, laissant le naso-pharyngien pour les hémorrhagies de cette région.

Ceci établi, voyons le manuel opératoire. Depuis près de deux siècles, la sonde de Belloc est l'instrument classique de ce procédé ; chacun sait qu'elle se compose d'une tige creuse, faisant à son extrémité une courbe légère, comme une sonde d'Itard, et qu'elle contient, à son intérieur, une sorte de ressort, à courbure bien plus accentuée, qui, obéissant à un déclanchement, contourne au moment voulu le voile du palais, pour venir montrer, dans la bouche, sa tête, percée d'un petit trou, qui sert à passer le fil.

Depuis Belloc, sans doute, on nouait au tampon deux fils : l'un passait par le nez, destiné à tenir le tampon fixé contre la choane, l'autre ressortait par la bouche et servait à l'extraire lorsqu'on jugeait l'hémostase suffisante, les deux fils venant se nouer ensemble au-devant de la lèvre supérieure. En 1898, Weil s'étonnait de voir les auteurs des plus récents traités décrire encore ce tamponnement primitif.

Ce qu'il lui reprochait surtout, c'était le fil postérieur qui, passant sur le voile du palais, était une gêne constante, lorsqu'il ne provoquait pas encore d'affreux vomissements. Cependant, dès 1881, Kœnig l'avait déjà supprimé, poussant le tampon avec une sonde introduite par le nez. C'est également lui qui, pour soutenir son tampon pharyngien, le reliait par deux fils à un petit tampon antérieur qui complétait l'occlusion de la fosse nasale.

Ce n'est que plus tard que l'on chercha à diminuer les inconvénients du tamponnement nasopharyngien, en le remplaçant tout simplement par le tamponnement postérieur proprement dit, et, pour ce faire, dès 1895, Beco, de Liège, se servait de tampons coniques « qu'il engageait très avant dans la narine et refoulait du doigt pour dégager le cavum ». En somme, pour notre tamponnement postérieur, une fois bien engagé dans la choane, nous le fixerons par deux fils au tampon antérieur. Si l'on n'a pas à sa disposition de sonde de Belloc, et dans quelques cas, même si on la possède, il est assez avantageux de se servir d'une petite sonde de Nélaton, un peu huilée ou vaselinée.

Dans les deux cas, une recommandation, qui pourra avoir son utilité, est de commencer par fixer son fil à la sonde, avant de l'introduire, pour n'être pas gêné ensuite par le sang, qui ne manque pas d'oblitérer l'œillet.

Enfin, dans les cas de fosses nasales difformes et rétrécies, on pourra, si l'on veut suivre le conseil de Stephane d'Isenbourg, faire une sonde avec du fil écru plié en quatre ou cinq doubles, de 30 centimètres, et ciré.

Il est bien entendu, d'autre part, que toutes ces sondes ne seront indispensables que pour faire le tamponnement postérieur, le naso-pharyngien pouvant fort bien s'en passer.

Pour ce dernier, il est en effet assez facile de se servir, soit d'une pince naso-pharyngienne, soit plus simplement des deux doigts, l'index et le médius, de la main droite.

M. Escat recommande une bande de gaze de 3 centimètres de large pour un enfant, de 4 centimètres pour un adulte, enroulée de façon à former un tampon cylindrique dont le diamètre varie de 2 à 3 centimètres. A sa partie moyenne, on attache un cordon de soie de 30 centimètres.

« De l'un des doigts, on écarte le voile de la paroi postérieure, pendant que de l'autre on pousse le tampon dans le cavum.

« Puis des deux doigts réunis, on l'engage à fond dans l'arrière-cavité, non seulement en poussant de bas en haut, mais surtout d'arrière en avant, par un mouvement récurrent, en le comprimant contre les choanes.

« Le cordon est ensuite sectionné le plus près possible du tampon, qui ne peut plus se déplacer s'il est bien engagé. »

Nous terminerons ces considérations sur les moyens d'hémostase, et sur le tamponnement en particulier, en disant quelques mots de la compression locale ; c'est, en effet, une sorte de tamponnement temporaire, mais plus serré, et sa place est assez bien indiquée en ce point.

M. Escat a fait construire à cet usage une pince « destinée à serrer les deux faces de la cloison entre deux mors aplatis, enveloppés d'ouate hydrophile ; un pont placé sur l'articulation permet de suspendre l'instrument à l'aide d'un ruban passé autour de la tête et sur les oreilles, pour le maintenir en place pendant quelques instants ».

Quand nous aurons enfin cité l'appareil de Wodon, formé d'une tige avec coussinet compressif pouvant se porter comme un pince-nez ou être fixé autour de la tête, nous en aurons terminé avec tout l'arsenal thérapeutique à utiliser contre l'hémorrhagie des fosses nasales.

CHAPITRE III

—

Hémostase médicale.

En présence d'une hémorrhagie nasale non opératoire, nous devons nous attacher, avant tout, au diagnostic de localisation. Il est bien entendu que chacun ne se laissera pas tromper par une hématémèse ou une hémoptysie anormale.

On distinguera ensuite les hémorrhagies du naso-pharynx, qui appartiennent pour la plupart au fibrome, comme nous le verrons dans un chapitre ultérieur.

Et, à ce sujet, nous rappellerons seulement le signe de Piorry, qui consiste à faire pencher la tête en avant ; si le sang vient du nez, il s'écoulera alors uniquement par celui-ci. Quoique ce signe n'ait rien de bien absolu, il pourra néanmoins

rendre quelques services, mais il ne nous autori-
sera jamais à négliger la rhinoscopie postérieure,
dans le cas où l'antérieure ne nous aurait pas ren-
seigné sur le siège de l'hémorrhagie.

Nous disons « le siège de l'hémorrhagie » : c'est
qu'en effet, c'est à sa découverte que doivent
tendre tous nos efforts, car nous devons non
seulement arrêter l'hémorrhagie pour laquelle on
a demandé les secours de notre art, mais encore
éviter son retour, et ceci ne se peut qu'à la condition d'atteindre l'hémorrhagie dans son origine
elle-même.

Mais débarrassons-nous tout d'abord de ces
cas aussi peu importants que nombreux, où l'in-
téressé se guérit lui-même, où une clé froide entre
les deux épaules est le remède héroïque, et nous
ne sommes pas étonné que M. Tripier ait pu
obtenir de bons résultats par des lavements bien
chauds ; on n'est jamais embarrassé, dans ces circonstances, pour trouver un traitement actif : ils
le sont tous.

Mais donner à cela le nom d'hémostase serait
exagérer son importance ; aussi ne nous occupe-
rons-nous que des cas où notre intervention
pourra être justifiée, c'est-à-dire ceux où les malades seront inquiets à cause de la répétition, de
la durée ou de l'abondance de l'écoulement.

Le cas échéant, nous ne nous attarderons pas à
un interrogatoire détaillé sur les antécédents hé-
réditaires ou personnels du sujet ; nous nous

préoccuperons fort peu d'apprendre, par un examen consciencieux, si son foie est celui d'un cir-
rhotique ou celui d'un alcoolique ; qu'il soit satur-
nin ou artério-scléreux : c'est toujours son nez que
nous examinerons. Que, plus tard, on veuille re-
monter une étiologie plus savante, ce sera fort
bien ; on aura du temps devant soi et le calme du
patient ; mais il faudra toujours commencer par la
recherche du point hémorrhagique.

Une mesure de prudence générale, que le nez
saigne ou non, surtout dans le premier cas, est
toujours de faire moucher le malade.

Dans le cas d'hémorrhagie abondante, on pourra
même essayer une injection chaude et, cela fait,
on pratique la rhinoscopie.

Deux cas peuvent se présenter :

1° On aperçoit le foyer d'origine ;
2° On ne le perçoit pas.

Premier cas. — On aperçoit le foyer d'origine.

La grande majorité des cas reconnaît comme
localisation la partie antéro-inférieure de la cloison : c'est le cas d'incriminer l'artère de l'épistaxis, mais cependant nous ne saurions passer sans
quelques remarques.

Si nous avons insisté sur la situation de l'anse
anastomotique, entre l'artère inférieure de la
cloison et la palatine supérieure, c'est qu'en li-
sant les différents auteurs, nous avons été f. ppé

de quelques divergences qui les séparent, quant au point exact de l'hémorrhagie.

On admet généralement que beaucoup de ces hémorrhagies sont le résultat de lésions de grattage, et, d'après P. Raugé, c'est à 2 centimètres ou 2 centimètres et demi, sur une ligne oblique en haut et en arrière, que se trouve le point hémorrhagipare ; et c'est pour cela qu'il recommande de ne pas user de spéculum nasi, dont la branche interne serait plutôt gênante.

On comprendrait mieux cette recommandation si le point se trouvait à l'union de la muqueuse et de la peau, comme le prétend Jacques (Nancy), et comme nous l'avons nous-même constaté.

Enfin, il n'est pas douteux que d'autres fois l'hémorrhagie se produise au point exact de l'anastomose, et, si nous nous sommes permis cette petite diversion, notre but étant uniquement le traitement, c'est qu'il nous a paru qu'on cédait trop vite à la séduction d'une idée théorique commode, mais basée cependant sur des observations précises.

Il est donc certain que quelques hémorrhagies de cette région sont dues à la rupture de « l'artère de l'épistaxis » ; mais nous croyons qu'il en est beaucoup plus où, seul, le tissu caverneux est en cause. Ceci dit, revenons à l'hémostase. Chaque fois que le point hémorrhagique se trouvera dans une partie facilement accessible, comme l'est, par exemple, la partie antéro-inférieure de la cloison, c'est toujours aux cautérisations que nous aurons recours.

Si nous sommes en présence d'une petite ulcération où perle incessamment une goutte de sang, c'est au nitrate d'argent ou à l'acide chromique que nous nous adresserons ; à eux encore la préférence lorsqu'un corps étranger ou un traumatisme du nez auront provoqué une petite solution de continuité de la muqueuse. Il ne faut pas manquer d'examiner la tête du cornet inférieur et même jusqu'à la région ethmoïdale, car on a vu quelques petites hémorrhagies de ces régions. Mais, si ce sont des ulcérations spécifiques, tuberculeuses en particulier, quoique les caustiques chimiques ne soient pas sans action sur elles, nous leur préférerons cependant le galvano, beaucoup plus actif sur la cause elle-même. C'est sur lui que nous devrons compter lorsque nous serons en présence d'un véritable jet artériel, cas surtout fréquent chez les artério-scléreux, mais qui peut se retrouver chez tout individu capable de faire de l'artérite aiguë ou chronique, comme les saturnins, les brigthiques... et ceux frappés de maladie infectieuse à forme hémorrhagique surtout. Les indications seront les mêmes lorsqu'un traumatisme violent aura, en déchirant la muqueuse, ouvert un vaisseau.

En ces circonstances, l'acide chromique ne donne que des arrêts momentanés, quand il en donne, et le lendemain ou le surlendemain survient une récidive que le galvano-cautère enraye définitivement, quand toutefois l'hémorrhagie ne se produit pas plus haut, comme le montrent les observations I et IV.

En présence d'une épistaxis abondante dans une narine dont l'examen est gêné par un éperon, il ne faudra pas oublier que l'artère peut passer au-dessous, comme nous l'avons spécifié dans la partie anatomique, et que cette artère peut être cause du méfait, comme dans les observations VI et VII.

La pointe du galvano-cautère appliquée, rien ne nous empêche de doubler son action par un tamponnement local en gaze stérilisée ; cela tranquillisera même le malade.

Le galvano-cautère sera encore nécessaire dans le cas d'angiome et, sachant que le lieu d'élection de ces tumeurs est la partie toute supérieure des fosses nasales, on conçoit que le tamponnement adjuvant, s'il est nécessaire, sera loin du type classique.

Ces angiomes, assez rares heureusement, donnent en effet lieu à de graves hémorrhagies ; le même traitement s'appliquera aux polypes très vasculaires et aux tumeurs néoplasiques, qui, vers la fin de leur évolution, donnent quelquefois d'abondantes hémorrhagies. Nous arrivons enfin aux cas où le point reconnu ne se trouve plus dans des régions commodes à aborder, comme la queue du cornet inférieur et les choa-

nes. Aller cautériser de pareilles zones est fort
pénible, même pour un praticien rompu aux manœuvres rhinoscopiques, et nous conseillons ici,
soit les irrigations chaudes d'eau bouillie, ou des
injections d'astringents, comme l'eau de Pagliari,
l'eau oxygénée.....

Si l'hémorrhagie est assez abondante, c'est le
tamponnement, postérieur pour la queue du cornet, naso-pharyngien pour la choane elle-même,
pratiqués selon les règles indiquées plus haut.

En somme, à toute lésion superficielle et simple,
caustiques également légers ; à toute ulcération
fongueuse et aux ruptures artérielles, galvano-
cautère.

Deuxième cas. — Nous arrivons maintenant
aux cas où cette cautérisation ne peut être prati-
quée, parce qu'on ignore la localisation du point
hémorrhagipare, que la rhinoscopie soit gênée
par une déformation acquise ou congénitale, ou
que le médecin traitant soit peu exercé à ses manœuvres spéciales ou manque d'instruments.

Si c'est pour une hémorrhagie légère et à répé-
titions tenaces, et si la rhinoscopie est impossible
par suite d'une athrésie générale très accentuée ou
à cause d'un éperon ou d'une hypertrophie du
cornet inférieur ; si, manifestement, le foyer ne
siège pas à la partie antérieure, il faudra agrandir
la voie pour arriver à sa découverte.

Si l'hémorrhagie est de moyenne abondance,

c'est, comme pour les hémorrhagies des choanes, par les injections qu'il faudra commencer, donnant d'abord la préférence à l'eau chaude.

Mais il se peut fort bien que ce moyen reste inactif ; dans certains traumatismes brutaux, amenant des fractures du nez ou de la base du crâne, où la cloison également fracturée vient en-traver nos recherches, l'hémorrhagie est très abondante et la seule ressource est, alors, le tamponnement antérieur et postérieur.

Si la fosse nasale est encore accessible à une petite sonde, on pourra pratiquer le tamponnement postérieur ; mais la douleur est quelquefois une contre-indication, et c'est le tampon naso-pharyngien qui sera le seul utilisable.

Quant aux cas où ce ne sera plus une gêne matérielle intra nasale qui sera en cause, mais une incapacité du médecin traitant, si les injections ne lui ont pas donné de résultat, c'est par le tamponnement antérieur qu'il commencera.

Nous recommandons de faire, de préférence, le tamponnement intra-nasal, et rien ne l'empêchera de le faire suffisamment long pour occuper en même temps la zone vestibulaire, ce qui ne saurait avoir que des avantages.

Ce traitement sera, la plupart du temps, couronné de succès.

Si cependant l'hémorrhagie continuait malgré un tamponnement serré, cela sera dû à ce que le point saignant n'est pas atteint, et, plutôt que de lui voir pratiquer en aveugle un tamponnement antéro-postérieur, nous préférerions le voir recourir d'emblée au tamponnement postérieur, au naso-pharyngien même, quitte d'ailleurs à adresser ensuite son malade, ces soins d'urgence étant donnés, à un spécialiste, qui pratiquerait un traitement plus radical, et nous avons vu que ce n'est pas peine inutile, en particulier chez les artérioscléreux, où l'hémorrhagie récidive presque invariablement, si l'artère n'est pas touchée au thermo.

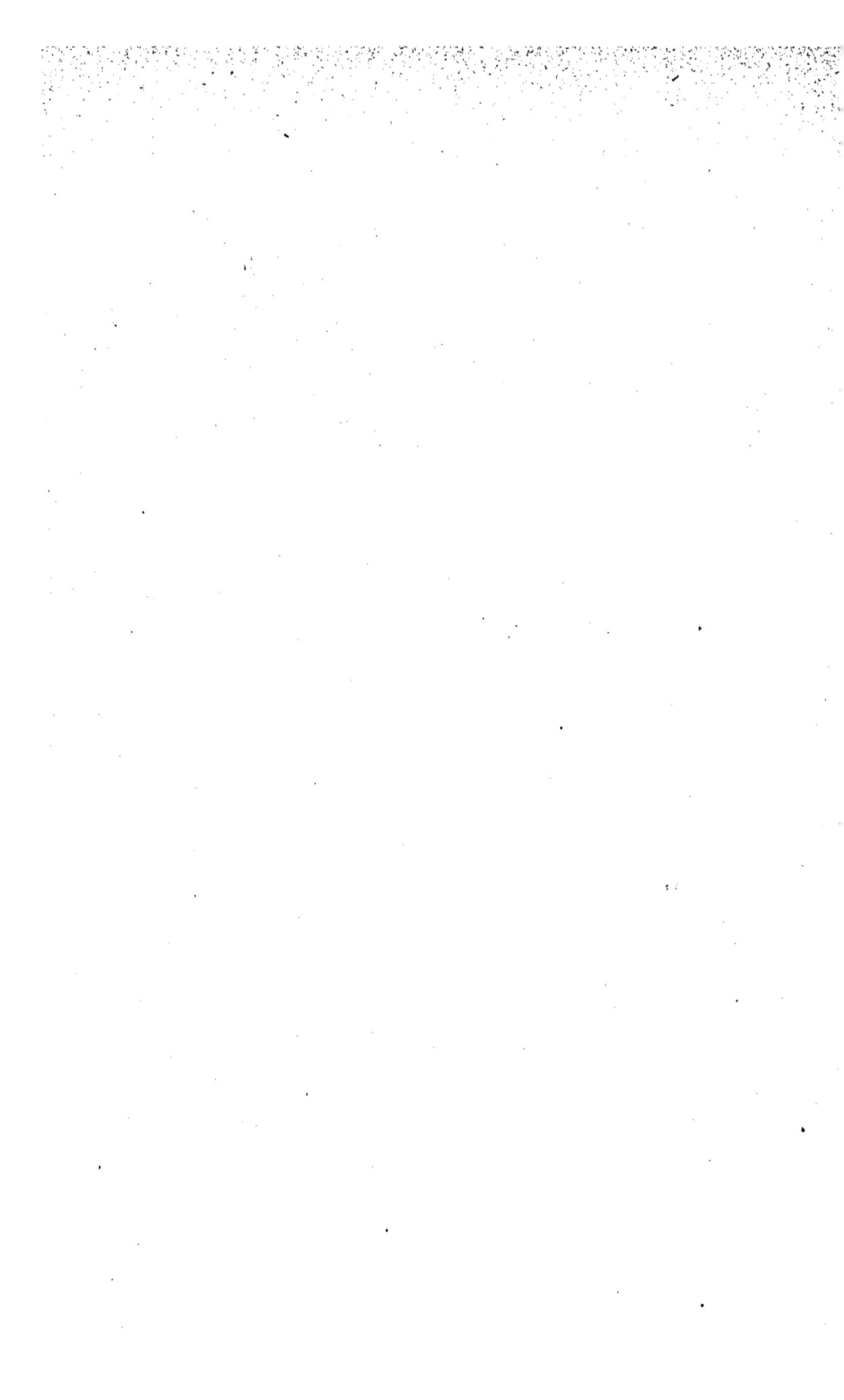

OBSERVATIONS

Dues à l'obligeance de M. Escat.

OBSERVATION PREMIÈRE

G. S..., 55 ans, artério-scléreux avéré, présentant
depuis quelques années des signes d'aortite, de né-
phrite interstitielle et d'artérite cérébrale, est pris
d'épistaxis grave, à répétition, dans le courant de
mai 1895. Les divers moyens médicaux ayant échoué,
je suis appelé, un jour, auprès de lui. Deux tampons
obstruant la narine ayant été enlevés, l'hémorrhagie reparaît, du côté gauche, très abondante. Par la
rhinoscopie antérieure, j'aperçois un jet artériel volumineux sur la partie antéro-inférieure de la cloison,
à un centimètre au-dessus du plancher et à deux
centimètres en arrière de l'orifice squelettique antérieur. Nitrate d'argent insuffisant. Tampon à l'ouate,
enlevé quarante-huit heures après.

Récidive huit jours après; même traitement.

Récidive trois semaines après; hémorrhagie plus abondante; siège plus haut et plus en arrière. Cautérisation à l'acide chromique, qui arrête l'hémorrhagie; pas de tamponnement; un mois après, troisième récidive, plus abondante encore. Rupture artérielle en amont du point cautérisé. Cautérisation à l'acide chromique. Récidive le surlendemain; nouvelle cautérisation et tampon.

Le malade se retire à la campagne. Il meurt, l'année suivante, de cachexie artério-scléreuse, sans que ses hémorrhagies aient reparu.

OBSERVATION II

D..., 66 ans, diabétique et artério-scléreux. Épistaxis abondantes; la dernière a failli être mortelle et n'a cédé qu'au tamponnement antérieur au perchlorure. Ablation des tampons. A droite, érosion de la partie antéro-inférieure de la cloison, recouverte d'un caillot.

Cautérisation à l'acide chromique, tampon intra-nasal, enlevé quarante-huit heures après. Pas de récidive.

OBSERVATION III

L..., artério-scléreux. Épistaxis très graves et répétées. Érosion partie antéro-inférieure. Cautérisation à l'acide chromique. Récidive le lendemain. Acide chromique et tampon oxygéné.

Pendant quatre à cinq mois, récidives fréquentes, qui ont disparu depuis cinq ans, grâce au galvano-cautère.

OBSERVATION IV

B..., 40 ans, alcoolique et artério-scléreux. Comme dans observation I, rupture successive en divers points de l'artère de la cloison.

Epistaxis très abondante, repoussant tampon et résistant à l'acide chromique.

Galvano-cautère et tampons agglutinés an stérésol eurent seuls raison de ce cas grave.

OBSERVATION V

M..., 60 ans, artério-scléreux. Epistaxis abondante et fréquente depuis deux ans.

Le galvano-cautère donna de meilleurs résultats que l'acide chromique.

OBSERVATION VI

R..., artério-scléreux. Jet artériel au-dessous d'un éperon, dans l'angle dièdre formé avec le plancher.

Cautérisations à l'acide chromique, au domicile du

malade, renouvelées avec tamponnement, également, pendant quinze jours.

Je lui conseille de venir chez moi pour se faire cautériser au galvano-cautère. Je ne le revis plus.

OBSERVATION VII

N..., 48 ans, artério-scléreux. Epistaxis nombreuses et graves.

Sans indication bien précise, je cautérise au galvano-cautère les deux faces du septum, ce qui ne modifie pas la situation.

Un jour, enfin, en ma présence, l'épistaxis se produit et je constate que l'hémorrhagie provient d'un point du plancher, au-dessous d'un éperon du septum.

Cautérisation au galvano. Plus de récidive.

OBSERVATION VIII

C..., 63 ans, diabétique et artério-scléreux. Epistaxis graves et fréquentes.

Nitrate d'argent et tamponnement ne donnent que des résultats momentanés. Galvano-cautère les arrête définitivement.

CHAPITRE IV

Hémostase chirurgicale.

HÉMOSTASE PRÉ-OPÉRATOIRE.

Si, en chirurgie générale, une artère, même du volume de la plus grosse des fosses nasales, est une quantité négligeable pour le chirurgien, qui en est quitte tout simplement en plaçant une pince de Péan, le moindre écoulement sanguin dans les cavités du nez devient immédiatement une gêne considérable pour l'opérateur, et, dès lors, on conçoit que les rhinologistes n'aient pas accepté les ischémiants avec le même sourire que les chirurgiens.

Ces derniers, quoi qu'il en soit, ne dédaignent pas la bande d'Esmark, lorsque leur bistouri ou leur gouge doit travailler profondément dans un tarse, et, selon l'heureuse comparaison de Lermoyez, l'adrénaline est la bande d'Esmark du rhinologiste, et l'on comprend sa fortune.

Personne, sauf le paradoxal Alf. Heiman fils, de Varsovie, ne songe plus à contester maintenant la haute valeur de l'adrénaline.

Nous en tenant, à son sujet, aux conclusions établies par notre camarade Dollard, nous concéderons à Heiman (il n'a d'ailleurs rien dit de bien nouveau) que l'adrénaline n'est pas un anesthésique; que, même en combinaison avec la cocaïne, elle n'augmente nullement le pouvoir anesthésique de ce dernier, du moins dans la chirurgie endo-nasale; que, lorsqu'il s'agit d'arrêter une hémorrhagie déclarée, elle est souvent infidèle; qu'il y a quelquefois des hémorrhagies secondaires. Parfait ! Mais nous ne demandons à l'alcaloïde des capsules surrénales qu'une chose : c'est l'ischémie pré-opératoire, et, à ce titre, Heiman ne saurait s'inscrire en faux.

Le danger de l'hémorrhagie secondaire n'en est pas un, ainsi que l'a démontré Dollard par une longue étude des faits publiés, et, sans compter que nous sommes bien outillés contre elle, les seuls avantages d'une opération exsangue, dans une région dont l'accès lui-même est souvent rendu plus facile, grâce à une grande rétraction des tissus, suffiraient pour nous la faire adopter.

Nous l'emploierons donc d'une façon systématique chaque fois que nous craindrons l'hémorrhagie ; mais, par un excès de prudence, nous for-
mulerons cependant quelques contre-indications,
encore qu'elles ne soient que toutes théoriques.

Lermoyez, au congrès de la Société de Laryngologie française, en mai 1902, et M. Escat, ont
cru devoir réserver son emploi dans les cas où il
existe une hypertension artérielle, comme dans
le brigthisme, par exemple, et chez les aortiques.

Mais, malgré les expériences incontestables de
physiologie établissant l'augmentation de tension
artérielle déterminée par l'adrénaline, jamais,
que nous sachions, malade n'a dû à son application une hémorrhagie cérébrale.

Toujours pour le même motif, nous nous abs-
tiendrons de la pratique de Berens, qui a recours
aux injections sous-muqueuses de cinq à six gout-
tes d'une solution à 1/1000°, cette méthode parais-
sant plus active, et nous nous en tiendrons aux
applications superficielles, l'imbibition suffisant
largement à assurer la vaso-constriction nécessaire à l'hémostase.

Pour éviter qu'elle ne soit déglutie par le patient, nous laisserons également de côté des pulvérisations qui, fatalement, en font couler dans le
pharynx, et nous aurons recours aux seules applications de tampons imprégnés.

Mais, ici, deux procédés se dressent: dans l'obli-

gation où nous sommes d'employer la cocaïne
comme anesthésique local pour les petites interventions, ferons-nous les applications des deux
solutions séparément ou bien utiliserons-nous une
solution mixte, comme le font dans leur pratique
MM. Escat et Moure, pour ne citer que ces deux
auteurs ?

Il est évident que les deux procédés sont bons,
à condition, dans le premier cas, d'employer d'a-
bord la cocaïne, qui met ainsi à l'abri du picote-
ment que donne quelquefois l'adrénaline.

Cependant, ne serait-ce que pour l'avantage de
n'avoir pas à changer de tampon, nous préconi-
serons la méthode de notre Maître, c'est-à-dire
celle de la solution mixte.

Comme lui, également, nous préférerons les solutions fortes, qui n'ont jamais eu plus d'inconvénients que les faibles dans la chirurgie endo-nasale, et notre formule sera la suivante :

Cocaïne............ 0 50 à 1 gramme.
Adrénaline à 1/1000°. 10 grammes.

Sans tenir compte de la possibilité d'ischémie,
s'étendant au-delà des zones d'application, comme
l'ont prétendu certains auteurs, nous procéderons
de façon que toute la région à opérer soit en contact avec les tampons.

A cet effet, nous nous servirons de coton hydrophile, étiré en mèches un peu longues, de
façon à n'être pas obligé de les exprimer en les

introduisant, et nous les tasserons ensuite contre le champ opératoire, sous le contrôle de la rhinoscopie antérieure.

Dans le cas où un peu de liquide fuirait par le pharynx, nous recommanderons à notre malade de le cracher.

Ceci fait, nous laisserons notre tampon en place pendant dix à vingt minutes, temps suffisant pour donner des surfaces d'un blanc rosé et des muqueuses amincies par la rétraction du tissu caverneux et des vaisseaux, conditions excellentes pour l'intervention.

Pour ce qui est de son indication, il est absolument évident qu'elle existe chaque fois que l'on pourra supposer une hémorrhagie possible; et, si l'on excepte les cas de petits corps étrangers mobiles et facilement enlevables, les ablations de petits et rares polypes muqueux, c'est à peu près dans toutes les interventions d'ordre chirurgical que son emploi sera nécessaire.

Il n'y aura donc pas d'hésitation possible pour les éperotomies, les conchectomies : à plus forte raison pour l'ouverture du sinus maxillaire par la fosse nasale et pour les tumeurs angiomateuses. L'électrolyse elle-même des tumeurs vasculaires s'accommodera fort bien d'une ischémie pré-opératoire : car il n'est pas rare d'avoir une assez forte hémorrhagie au cours de cette opération faite sans le secours de l'adrénaline.

HÉMOSTASE PEROPÉRATOIRE.

Grâce à l'adrénaline, ce chapitre disparaît, en quelque sorte ; tandis que cette période est la plus laborieuse en chirurgie générale, ici, au contraire, elle est réduite à sa plus simple expression, et, quand on assiste aux opérations, on est surpris de voir de larges surfaces de muqueuse excisée rester absolument exangues : à peine un petit suintement indique-t-il la plaie et, quand on songe aux véritables inondations qui survenaient autrefois, à la suite de simple application de cocaïne, on reste convaincu que, malgré le pessimisme de Lermoyez, la vogue de l'adrénaline ne saurait disparaître.

Nous ne voudrions cependant pas affirmer que toujours et partout l'opération se fasse absolument à blanc. La plaie saigne bien un peu quelquefois, mais c'est absolument insignifiant, et l'on en est quitte en épongeant avec de petits tampons montés.

Qu'on lise plutôt les nombreuses observations publiées à ce sujet.

Nous ne discuterons pas ici les avantages d'un bistouri sur un ciseau, au point de vue de l'hémorrhagie, discussion un peu oiseuse depuis l'application de l'adrénaline ; mais nous ne saurions terminer ce chapitre sans signaler le procédé du

Docteur Ostmann, qui a pu opérer à blanc, sans adrénaline, des éperons et des crêtes de la cloison.

Se basant sur la direction des vaisseaux, il les sectionne, au-dessus du champ opératoire, au moyen du galvano-cautère.

Pour la cloison, il fait une incision perpendiculaire à la ligne de direction générale des vaisseaux, et il prolonge cette incision jusqu'à la surface interne du dos du nez.

Pour l'hypertrophie du cornet inférieur, après cocaïnisation, il pratique une incision le long du bord inférieur du cornet, sépare la muqueuse de l'os, toujours au galvano-cautère, et l'enlève ensuite à l'anse froide.

Pour la résection partielle, il sectionne la muqueuse au galvano et achève aux ciseaux ou à l'anse froide.

Par ce procédé, il aurait évité le tamponnement ultérieur.

Cette méthode peut avoir ses avantages ; mais il suffit de l'examiner d'un peu près pour voir qu'elle est loin d'être applicable à tous les cas.

Comment faire, en effet, dans le cas, par exemple, où éperon et cornet inférieur sont presque en contact ? La réaction elle-même doit être assez violente et nul doute pour nous que l'adrénaline ne la remplace avantageusement.

Nos prétentions ont cependant des limites, et nous ne voudrions nullement laisser croire que

dans certaines opérations mutilantes son action
soit aussi héroïque.

Il est absolument évident que, dans les cas de
gros traumatismes, où l'on en veut à l'ossature
du nez, tout ne se passe pas aussi commodément;
il serait puéril de penser que l'on puisse ne pas
avoir de sang dans la façon d'extirper les tumeurs
de la lame horizontale de l'ethmoïde, selon le procédé de Moure; ici, dans tous les cas, la muqueuse
ne donnera pas, et ce sera toujours autant.

Ce n'est pas non plus sur elle que nous fonde-
rons notre hémostase, quand nous serons aux
prises avec l'extirpation d'une tumeur osseuse ou
néoplasique du maxillaire supérieur qui entraî-
nera l'ablation partielle ou totale de cet os. Il ne
faut pas avoir vu souvent cette horrible opération
pour être convaincu de la nécessité d'un bon
tampon dans cet ignoble antre bouillonnant de
sang.

Cette intervention, ainsi que celle de Moure,
que nous venons de signaler, appartient d'ailleurs
plutôt à la haute chirurgie et, à ce titre, c'est également à ses moyens d'hémostase que nous aurons recours.

En somme, en règle générale, on sera assuré
d'un succès complet chaque fois que l'intervention portera sur la muqueuse nasale ou sur les
os minces, en feuillet, que contient le nez; mais,
si l'on touche aux os à tissu spongieux et très vas-
culaire, la seule ressource sera le tampon.

L'opération terminée, on pourra faire moucher le malade, qui videra bien ainsi ses cavités nasales. La poire de Politzer pourra y suppléer si le malade a été anesthésié, et, enfin, une douche antiseptique ou aseptique, chaude, ne nuira pas dans certains cas.

On pourra aussi quelquefois, dans les tumeurs par exemple, toucher ensuite la base d'implantation au galvano-cautère. Mais tout ce que nous venons de dire là rentre presque dans la question de l'hémostase post-opératoire, et c'est elle que nous allons maintenant traiter.

HÉMOSTASE POST-OPÉRATOIRE.

Voilà où les adversaires de l'adrénaline pensent triompher. Pour eux, nous aurons, en effet, à compter avec l'hémorrhagie secondaire, qui sera d'autant plus ennuyeuse, dangereuse même, que nous ne pourrons pas rester auprès de nos malades pour parer à l'éventualité ; mais il ne faut pas oublier que le fait même de son existence nous a largement armé contre elle.

Dans les cas où on l'a observée, elle n'est d'ailleurs pas plus considérable que s'il n'y avait pas eu d'adrénaline, et il nous est facile de la prévenir.

Il ressort, en effet, de nombreuses observations de M. Escat, dont une légère partie se trouve

publiée dans la thèse de Dollard, qu'il suffit, l'opération terminée, de faire un petit tamponnement
préventif pour ne pas voir survenir cet accident ;
ce sera naturellement un tampon qui ne restera
que peu de temps à demeure, juste assez pour per-
mettre l'oblitération des vaisseaux.

Mais si on néglige de prendre cette précaution
ou si on le fait sans aucun soin, il n'est pas rare
de voir alors surgir l'hémorrhagie.

D'ailleurs, pour ceux qui auraient l'horreur de
ce tamponnement ultérieur, il existe encore d'autres moyens plus pratiques.

Nous citerons d'abord, en passant, l'adrénaline
elle-même, qui pourra rendre définitive une
hémostase qu'elle avait si bien commencée, soit en
pulvérisations ou instillations renouvelées toutes
les deux heures, à quatre ou cinq reprises, soit en
tenant d'une façon constante de la vaseline à
l'adrénaline, comme l'a fait Mignon (de Nice),
pour rendre continuelle l'action rapide et fugace
de cette dernière.

Mais, ce que nous recommandons avant tout,
c'est l'application de Pengawar-Djambi. Employé
d'une façon systématique par M. Escat, suivant
en cela la méthode de Lubet-Barbon, nous avons,
sauf de rares exceptions, constaté d'excellents
résultats, et il serait aussi facile que fastidieux de
reproduire ici toute une longue série de faits venant à l'appui de cette thèse.

Soyeux et jaunâtre, le pengawar est le poil qui

entoure certaines fougères arborescentes de l'Inde
et du Tonkin.

On a d'abord cru que l'hémorrhagie cessait du
fait même de la compression, comme le ferait un
simple tampon de gaze ; mais, pour se convaincre
du contraire, il suffit de prendre une petite pincée
de ces poils, de les appliquer sur la surface sai-
gnante, à laquelle elle devient immédiatement
adhérente, pour voir disparaître l'écoulement.

C'est donc véritablement un vaso-constricteur,
et dès lors ses avantages sont faciles à prévoir.

Le patient est fort heureux, après l'intervention,
de n'avoir pas le nez absolument bouché par un
tampon ; il respire librement, à l'abri de cette sen-
sation pénible de compression, que ne manque pas
de provoquer le tamponnement.

Il peut, si on le juge nécessaire, continuer à
mettre dans son nez une pommade antiseptique et
même se moucher ; il expulsera ainsi, d'un seul
coup ou par débris, son pansement, sans qu'on
s'en occupe ; mais nous croyons « qu'il vaut mieux
cependant, dès le lendemain ou le surlendemain
de l'application, enlever les fibrilles à la pince
fine ».

Nous recommandons de surveiller la plaie, à ce
moment, pendant quelques instants, de façon à re-
mettre encore un peu de pengawar, ou cautériser
au nitrate d'argent, si un léger suintement per-
siste.

Il est absolument évident que cette méthode du

pengawar sera le complément de l'adrénaline
et que, par conséquent, on ne devra compter sur
d'aussi bons résultats que dans les cas où l'adrénaline elle-même est indiquée, l'hémostase post-
opératoire des grosses opérations, qui appartiennent plutôt à la chirurgie générale qu'à la spé-
cialité, relevant du tamponnement.

En somme, dans l'hémostase chirurgicale,
comme dans l'hémostase médicale, nous n'emploierons jamais le tamponnement que lorsque les
autres méthodes nous paraîtront impraticables
ou auront été insuffisantes.

CHAPITRE V

Naso-Pharynx.

Les hémorrhagies, aussi bien chirurgicales que médicales, de cette région, sont assez rares, fibromes et végétations adénoïdes mises à part.

L'ouverture de la trompe d'Eustache faisant partie plutôt du cavum que des fosses nasales, nous citerons, à titre d'exception, le cas rapporté par Robert Lévy, où un traumastisme de maxillaire supérieur, sans fracture de cet os, produisit, par la trompe, une hémorrhagie qui amena la mort.

La nécropsie vint mont   qu'il s'agissait d'une rupture de la méningée moyenne; il est évident que si un traitement avait dû produire quelque chose, en cette occurrence, c'était uniquement le tamponnement local.

Signalons encore un cas fatal, dû à une hémorrhagie provoquée par la rupture d'une carotide anévrysmatique et anormale comme rapports, et dont l'issue ne pouvait être que très douteuse, même avec le secours d'une main habile à lier des carotides.

M. Escat a eu l'occasion d'assister à deux hémorrhagies abondantes, chez des ozéneux, qui s'arrêtèrent cependant d'elles-mêmes. Il put prévenir la récidive en touchant les points saignants au nitrate d'argent. Quand nous aurons dit que Ricardo Botey a observé quelques cas d'hémorrhagies du pharynx, sans importance d'ailleurs, siégeant surtout dans les recessus de l'amygdale pharyngée, il ne nous restera plus qu'à nous occuper des végétations adénoïdes et des fibromes.

Coolidge (de Boston) a cherché à prouver que l'abondance du sang ne dépend pas tant du calibre et du nombre des vaisseaux sectionnés que de la structure des tissus qui les englobe et les rend plus ou moins rétractiles.

Il a montré que, dans les végétations adénoïdes, les vaisseaux sont nombreux, mais parallèles aux fibres du tissu interstitiel et que, par conséquent, ils peuvent facilement se rétracter. Dans les fibromes, au contraire, les vaisseaux sont peu nombreux et à parois épaisses, adhérentes à un tissu résistant, qui empêche leur rétraction, et l'on comprend les différences qui existent aussi bien dans la symptomatologie que dans la cure radicale de ces deux affections.

Il n'y a pas, à proprement parler, d'hémorrhagie au cours de l'évolution des végétations adénoïdes, et leur extirpation se fait en général simplement, sans grand éclat. Une hémorrhagie assez faible, surtout si l'on a mis au préalable un tampon d'adrénaline, se produit, qui s'arrête vite d'elle-même.

Notons que cette hémorrhagie est un peu plus abondante sous le bromure d'éthyle, et qu'il a suffi quelquefois de recommencer l'anesthésie pour voir renaître un écoulement déjà presque tari, aussi court, d'ailleurs, que le trouble physiologique du brométhyle.

Elle est également plus abondante avec l'adénotome qu'avec la pince, ce qui n'a rien pour nous étonner, puisque cette dernière écrase les tissus plutôt qu'elle ne les coupe ; mais jamais, à moins d'anomalie artérielle (on en a signalé de rares cas), l'hémorrhagie ne devient un danger.

Nous devons dire, néanmoins, qu'elle peut être ennuyeuse par sa prolongation : il suffit alors, quelquefois, d'un second coup de pince ou d'adénotome, qui, arrachant les derniers lambeaux, fait tout rentrer dans la normale.

Mais, ce qui n'est pas aussi simple, c'est l'hémorrhagie consécutive à la section du bord postérieur du vomer, très saillant, qui réclame quelquefois le tamponnement naso-pharyngien.

Dans tous les cas, avant d'y recourir, nous devrons toujours demander à la rhinoscopie postérieure une indication précise et un bon lavage faits avec une sonde courbe, et de l'eau bien chaude ne sera jamais à dédaigner. Pour éviter ces atteintes du vomer, M. Escat a fait construire une pince à jours, dont la courbure s'adapte fort bien à la concavité de la voûte et dont l'extrémité, munie d'une bandelette de caoutchouc, ne va point mordre, grâce à elle, le bord de cet os; nous devons dire cependant que la sécurité n'est pas absolue avec cette pince; il est arrivé à M. Escat, lui-même, d'ébrécher encore le vomer, mais c'est la grande exception.

Quant au fibrome, tout contribue à rendre son évolution plus grave, d'abord l'envahissement progressif, qui produit ces déformations monstrueuses de la face que l'on ne devrait plus voir maintenant, et aussi l'hémorrhagie symptomatique et opératoire.

En présence d'une alerte chez un fibromateux, la conduite à tenir est assez délicate : si le fibrome est petit, si les fosses nasales sont encore perméables, on pourra toujours essayer les injections chaudes; mais, le plus souvent, il faudra recourir au tamponnement; ceci sera relativement facile dans le cas de petite tumeur laissant la place à un tampon, mais quiconque a vu de gros fibromes faisant bomber, dans la bouche, le voile du palais, repoussé, comprendra les difficultés d'une pareille

méthode, et alors point de règles bien précises,
point de tamponnement classique : on fait comme
on peut.

La seule méthode rationnelle est alors l'extirpation ; mais elle est loin d'être parfaite. On nous
dit bien que pour voir cesser l'hémorrhagie opératoire, qui est abondante, il suffit de faire une
ablation complète ; si la réalisation de cette règle
peut exister pour les petits fibromes, au début, pour
ceux que l'on peut enlever par les voies naturelles,
et un seul temps, pour ainsi dire, après les avoir
pris, d'une façon massive, dans l'anse galvanique
ou dans une forte pince coupante, pour ceux-là
peut-être, et M. Escat nous en a donné des observations ; mais combien loin serons-nous de toutes
ces opérations, si bien réglées sur nos traités classiques, quand nous serons aux prises avec ces
grosses tumeurs dont nous parlions plus haut !

Ici, c'est encore ce qu'on est convenu d'appeler
de la grande chirurgie, c'est-à-dire de celle où
l'on fait comme on peut et non pas comme on
veut, et l'hémostase sera celle qui lui appartient et
elle ne sera pas de reste, car souvent ces pauvres
malades n'en tirent pas grand profit, et l'on dit que
c'est le shock qui leur a valu leur place dans
l'éternité.

BIBLIOGRAPHIE

Lubet-Barbon, Sarremone. — Hygiène thérapeutique des fosses nasales, 1904.

Charcot-Bouchard. — Traité de médecine.

Duplay et Reclus. — Traité de chirurgie.

Tillaux. — Cliniques chirurgicales.

Castex. — Maladies des oreilles, du nez, du larynx, 1903.

Annales des maladies de l'oreille (Moure).

    —   —   — (Gardon-King).

    —   —   — juin 1898.

    —   —   — février 1897.

    —   —   — 4 octobre 1902.

    —   —   — 20 décembre 1902.

    —   —   — juin 1895.

Coolidge. — New-York Med. journal, 1897, in Revue Moure, 1901, n° 27.

Tripier. — Semaine médicale, 24 août 1898.

Landouzy. — Concours médical, 21 février 1903.

P. Carnot. — Société de biologie, 11 juillet 1896.

Mignon. — Société parisienne de laryngologie, 20 mars 1901.

Dionisio. — Giordalle della R. Academia de Torino, 1897.

Ostmann. — Deuts. Med. Wochens., n° 14, 1901.

Dollard. — Thèse sur l'adrénaline, 1902.

Vaquier. — Thèse sur trépanation du sinus maxillaire par la voie du méat inférieur.

Escat. — Traité des maladies du pharynx.

Jacques. — Epistaxis (Revue médicale de l'Est, n° 31, 1900).

Laguens. — De l'épistaxis (Thèse de Toulouse, 1900).

Raugé. — De l'épistaxis (Bull. méd., juin 1899).

Escat. — Comment on doit arrêter une épistaxis.

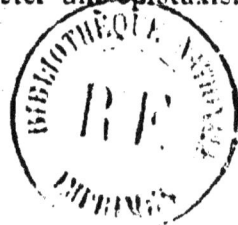

Toulouse. — Imp. J. Fournier, boulevard Carnot, 62.

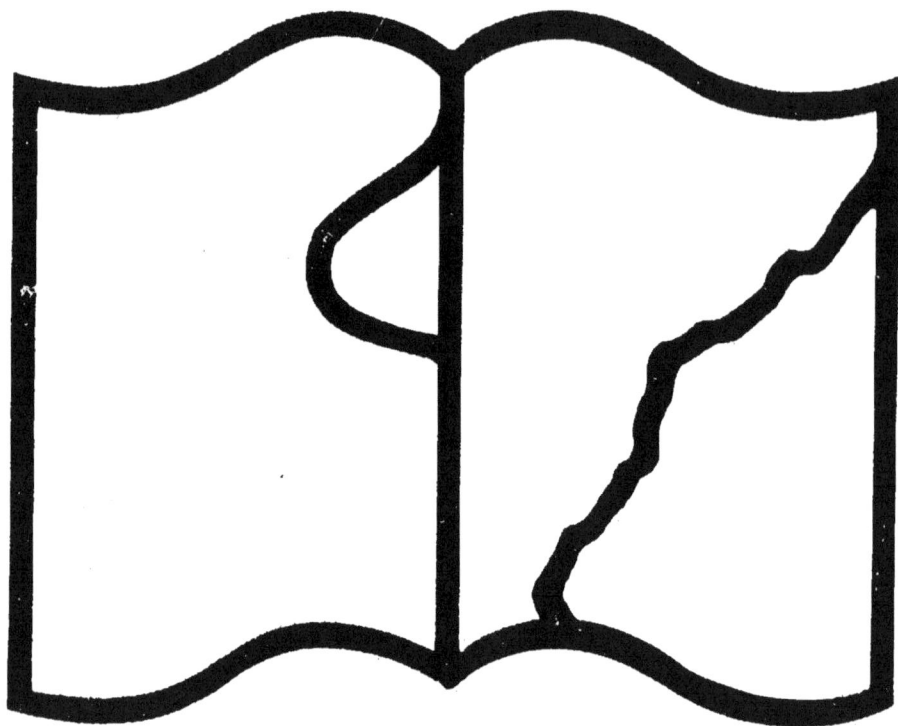

Texte détérioré — reliure défectueuse

NF Z 43-120-11

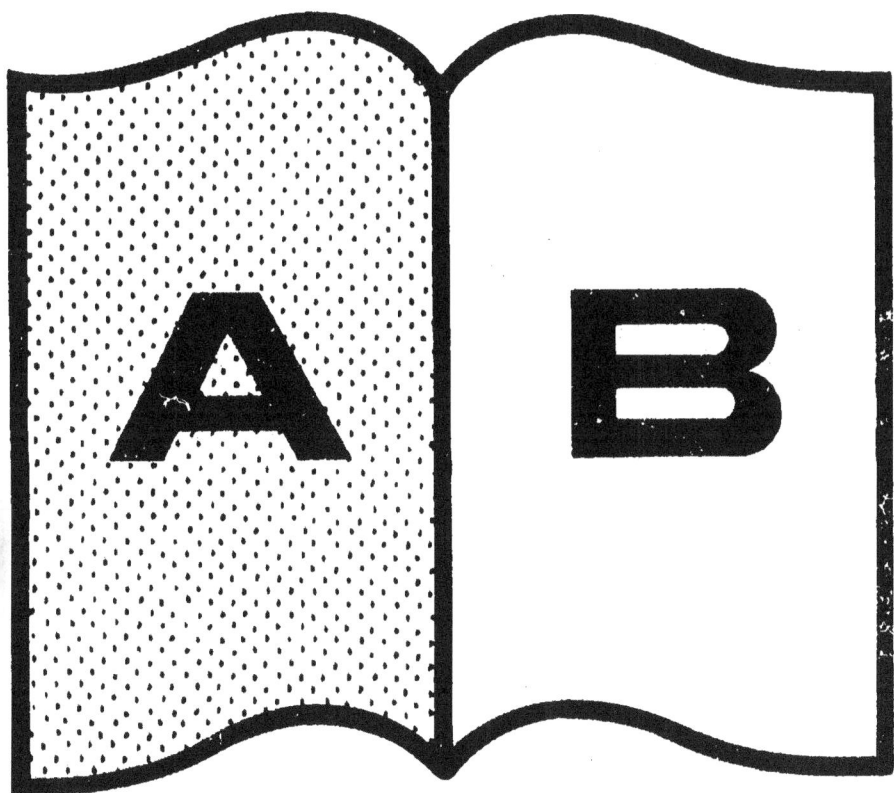

Contraste insuffisant

NF Z 43-120-14

www.ingramcontent.com/pod-product-compliance
Lightning Source LLC
Chambersburg PA
CBHW071257200326
41521CB00009B/1798